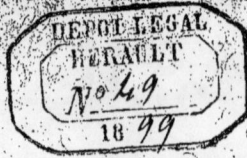

DES HÉMORRAGIES

INTRA-OCULAIRES PROFUSES

CONSÉCUTIVES

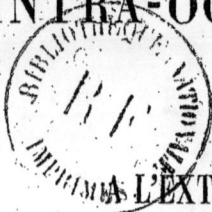

A L'EXTRACTION DE LA CATARACTE

PAR

LE Dr ABEL COMBIER

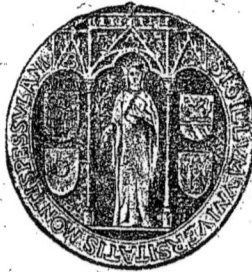

MONTPELLIER

IMPRIMERIE GUSTAVE FIRMIN ET MONTANE

Rue Ferdinand-Fabre et quai du Verdanson

1899

DES HÉMORRAGIES

INTRA-OCULAIRES PROFUSES

CONSÉCUTIVES

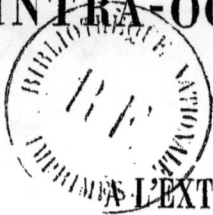

À L'EXTRACTION DE LA CATARACTE

PAR

Abel COMBIER

DOCTEUR EN MÉDECINE

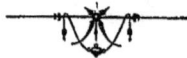

MONTPELLIER

IMPRIMERIE Gustave FIRMIN et MONTANE

Rue Ferdinand-Fabre et Quai du Verdanson

—

1899

A MES PARENTS

A M. LE DOCTEUR TRUC

PROFESSEUR DE CLINIQUE OPHTALMOLOGIQUE A LA FACULTÉ DE MÉDECINE
DE MONTPELLIER

A. COMBIER.

A M. LE DOCTEUR HENRY COMBIER

OFFICIER DE LA LÉGION D'HONNEUR

A MES AMIS

A. COMBIER.

PRÉFACE

Dans une de ses leçons cliniques, M. le professeur Truc nous parlait d'une de ses malades qui perdait, après une opération heureuse de cataracte, tout le bénéfice de cette intervention par l'effet d'une hémorragie profuse intra-oculaire.

Il rappelait, en même temps, trois autres cas qu'il avait observés à la clinique ophtalmologique depuis douze ans, les rapprochait de ceux déjà publiés par les auteurs, et en faisait une étude au point de vue thérapeutique et pathogénique.

Sur le conseil de notre Maître, nous avons cru devoir reprendre la question dans son ensemble et en faire l'objet de notre thèse inaugurale. Certains points méritent une attention particulière et peuvent être discutés ; deux de nos observations inédites donnent lieu à des considérations inté-ressantes.

Laissant de côté les hémorragies discrètes qui résultent de la section conjonctivale, de l'iris, d'un léger traumatisme, ou même de l'hémophilie, nous nous occuperons seulement des hémorragies intra-oculaires profuses , consécutives à l'extraction de la cataracte, expulsives (1) ou non expulsives du vitré. Ce sont les seules importantes, à pathogénie indé-cise et à thérapeutique discutée.

---

(1) A. Terson. *Archives d'Ophtalmologie,* 1894, p. 110.

Nous exposerons successivement :

Mais, avant de soumettre au jugement de nos Maîtres ce modeste travail, nous nous permettrons de remercier ici tous ceux qui ont bien voulu s'intéresser à nous, guider nos études à l'Université de Lyon et à l'Université de Montpellier, nous prodiguer leurs conseils et nous accorder leur appui.

M. le professeur Truc nous fait l'honneur de présider la soutenance de notre thèse, après avoir mis à notre disposition les observations qui en sont la base ; nous serons toujours son élève reconnaissant et respectueux.

Nous remercions tout particulièrement M. le docteur Jaboulay, chirurgien-major de l'Hôtel-Dieu de Lyon, des soins éclairés qu'il a donnés à notre famille et de la constante bienveillance qu'il nous témoigne depuis si longtemps.

Nous avons trouvé auprès de M. le docteur L. Rougier, médecin du Dispensaire général de Lyon, un maître affectueux et dévoué ; nous nous faisons un devoir de lui présenter l'expression de notre gratitude pour l'enseignement qu'il nous a donné à sa clinique.

Notre excellent ami, M. le docteur Raoul Espinouze, a toujours manifesté à notre égard une extrême obligeance ; nous conserverons de lui le meilleur souvenir.

DES HÉMORRAGIES

INTRA-OCULAIRES PROFUSES

CONSÉCUTIVES

A L'EXTRACTION DE LA CATARACTE

CHAPITRE PREMIER

HISTORIQUE

La littérature ophtalmologique, jusqu'au XVIII° siècle, ne signale aucun cas d'hémorragie intra-oculaire.

Wenzell, le premier, en 1779, fait observer que, consécutivement aux opérations de cataracte, les yeux glaucomateux sont exposés aux hémorragies intra-oculaires ; toutefois, il se contente de signaler le fait, et ne s'attache pas à en rechercher la cause.

C'est seulement en 1830, que Lawrence (1), étudiant plus complètement la question, voit dans la méthode opératoire (procédé de Daviel) la cause de ces hémorragies.

Bowman, en 1857, opère une cataracte qui se présentait dans les meilleures conditions ; une hémorragie profuse survient pendant l'opération ; pour la première fois, en pareil cas, ce chirurgien pratique l'énucléation du globe oculaire et

---

(1) Lawrence. — *Traité pratique des maladies des yeux*, trad. Billard, 1830.

il confie à Hulke le soin d'étudier les lésions concomitantes. Hulke (1) croit trouver dans l'altération des vaisseaux choroïdiens la cause de la complication, et constate que l'hémorragie se fait entre la sclérotique et la choroïde.

Withe-Cooper (2), la même année, fait sur ce sujet une série de leçons basées sur deux observations. Nous en retenons cette conclusion importante, à savoir que l'on doit se défier des yeux à tonus exagéré, à vaisseaux injectés. La goutte joue aussi, au dire de Withe-Cooper, un grand rôle dans la pathogénie de ces hémorragies, à tel point qu'il conseille de choisir, pour opérer les goutteux, certaines périodes de l'année.

Rivaud-Landrau (3), sur deux mille observations de cataracte, relève quatre cas d'hémorragie et les publie dans les *Annales*. C'est à l'issue du vitré qu'il attribue ces accidents ; pour lui, la lésion initiale porterait sur les vaisseaux de l'hyaloïde et l'hémorragie serait due à la rupture de ceux qui tapissent la surface interne de la choroïde.

Après la publication de ces quatre cas de Rivaud-Landrau, Withe-Cooper reprend la question et admet, avec le chirurgien français, l'importance du rôle joué par l'issue du vitré.

Dans l'atlas de Liebreich, nous trouvons un cas d'hémorragie ; à la figure, sont joints quelques mots d'explication.

Mackensie (4), en 1867, passe en revue les opinions des auteurs qui l'ont précédé et déplore leur désaccord au sujet de la cause de ces hémorragies intra-oculaires post-opératoires. Il s'efforce d'en étudier la pathogénie, et fait ressortir que l'état pathologique de la choroïde et du vitré joint à l'exagération

---

(1) Hulke. — *Trans. of the pathological Society of London*, vol. IX 1857.

(2) Withe-Cooper. — *Annales d'Oculistique*, 1857.

(3) Rivaud-Landrau. — *Ann. d'Oculistique*, 1858.

(4) Mackensie. — *Traité pratique des maladies des yeux*, traduction Warlomont et Testelin, t. III, p. 451.

du tonus constitue une sérieuse prédisposition aux hémorragies.

Reuling (1) publie dans les archives de Knapp une mono-graphie intéressante et assez complète.

En 1883, Warlomont (2) et Lebrun opèrent successivement les deux yeux d'une femme et assistent à la perte de ces deux yeux par hémorragie. Warlomont conclut à la double injonc-tion de ne jamais opérer les deux yeux à la fois et de considé-rer le deuxième œil, quand le premier s'est perdu par hémor-ragie, comme n'étant justiciable que des opérations à l'ai-guille.

Salamé (3), en 1884, dans une thèse remarquable, étudie tout ce qui a été écrit avant lui sur cette question des hémor-ragies intra-oculaires. Il apporte dans son travail plusieurs observations, dont trois inédites, et insiste tout particulière-ment sur le rôle que joue le tonus exagéré dans la pathogénie de ces accidents.

Après la thèse de Salamé, les observations se succèdent de plus en plus ; nous remarquons celle de Prouff (4), de Ma-gni (5).

A la Société d'Ophtalmologie, en 1884, Fieuzal (6) et Dia-noux (7) présentent chacun un cas d'hémorragie, et discutent la conduite à tenir en présence de l'œil perdu et atrophié. Fieu-zal propose l'énucléation ; Dianoux réserve cette opération radicale aux cas de panophtalmie.

En 1885, Girard (8) publie deux observations nouvelles, et

---

(1) Reuling. — *Arch. für Augenh,* I, f. 2, p. 186.

(2) Warlomont. — *Ann. d'Oculistique,* 1883.

(3) Salamé. — *Thèse de Paris,* 1884.

(4) Prouff. — *Revue clinique d'Oculistique,* 1884, p. 157.

(5) Magni. — *Revista clinica de Bologne,* 1884, p. 159.

(6) Fieuzal. — *Bulletin et Mémoires de Soc. franç. ophtalm.* 1884.

(7) Dianoux. —   —   —   —   1884.

(8) Girard. — *Revue générale d'Ophtalmologie,* 1885, p. 323 et 324.

« fait remonter la cause de l'hémorragie à la dégénérescence granulo-graisseuse due à la sénilité ».

En 1886, Abadie (1) assiste à la perte d'un œil due à la même complication.

La thèse de Willot (2), en 1891, publie les observations inédites du D' Bribosia, de Namur.

A. Terson (3), étudiant de nouveau la pathogénie des hémorragies intra oculaires, admet que « le problème se passe sur le terrain vasculaire ».

La thèse de M. le D' Cabannes (4), à laquelle nous avons emprunté de précieux documents, rassemble un grand nombre d'observations des auteurs précédents, auxquels s'ajoutent celles de Badal et Fage, de Fromaget et Cabannes, et une personnelle à l'auteur. Ces dernières sont suivies d'un examen histologique et anatomo-pathologique très complet.

En 1895, Rohmer (5) fait une conférence clinique sur les hémorragies consécutives à l'extraction de la cataracte. Il se place sur un terrain nouveau, et aux facteurs invoqués par A. Terson et ses devanciers « il ajoute un troisième facteur, qu'il croit non moins important, à savoir, les rapports anatomiques des vaisseaux ciliaires avec la sclérotique au niveau de leur passage dans cette membrane ».

La même année, il reprend, avec M. Jacques (6), l'étude de ces rapports. Dans un travail qui nous sera aussi d'un grand secours ces auteurs établissent les données anatomiques que l'on doit appliquer à la pathogénie des hémorragies profuses post-opératoires.

(1) Abadie.— *Bulletin et Mémoires de Soc. franç. opht.*, 1886, p. 176.
(2) Willot. — Thèse de Paris, 1891.
(3) A. Terson. — *Arch. d'Ophtalmologie*, fév. 1894.
(4) Cabannes. — Thèse de Bordeaux, 1895.
(5 et 6) Rohmer et Jacques. — *Arch. d'Ophtalm.* p. 415, 1895.

Nicati (1), en 1897, observe deux accidents qui ont une certaine importance au point de vue pathogénique, bien qu'ils n'aient pas été suivis d'hémorragie expulsive. Il s'agit dans ce cas d'issue du vitré due aux spasmes irritatifs de la coque oculaire. Comme cette complication est due aux attouchements pratiqués sur l'iris et aux tractions exercées sur la capsule du cristallin, l'auteur fait remarquer qu'au point de vue pratique, on doit tenir compte de ce phénomène physiologique pendant les deux temps opératoires et pendant la toilette.

Valude (2), après une carrière médicale déjà longue, vient de voir se produire, pour la première fois dans son service, une hémorragie expulsive post-opératoire.

A la suite de cet accident, il conserve néamoins la confiance de sa malade, il est appelé pour opérer le second œil, et remet en honneur l'opération de la cataracte par inclinaison.

---

(1) Nicati, *Archives d'Ophtalmologie,* 1897, t. 17, p. 707.

(2) Valude, *Annales d'Oculistique*, janvier 1899, t. CXXI, p. 33.

CHAPITRE II

OBSERVATIONS CLINIQUES

OBSERVATION PREMIÈRE
(Résumée)
Withe-Cooper. — *Annales d'Oculistique*, 1857

Vieille femme, rhumatisante, sourde. Extraction du cristallin de l'œil gauche sans accidents ni sortie du vitré. L'iris blessé saigne plus qu'à l'ordinaire ; cette hémorragie s'arrête par application de glace.

Dix jours après, la plaie encore ouverte, chémosis séreux ; puis, sans cause aucune, hémorragie expulsant le vitré durant une heure, s'arrêtant par application de glace, puis suppuration de l'œil et atrophie.

OBSERVATION II
(Résumée)
Rivaud-Landrau. — *Annales d'Oculistique*, 1858

Extraction de cataracte, femme, œil gauche, en mars 1841. Malade sujette aux céphalées, sanguine, ayant eu de la photopsie. Pupille paresseuse, œil droit perdu par traumatisme, œil gauche, sensation lumineuse. Opération simple, mais sortie d'un peu de vitré liquide par suite de synchisis avancé. Huit à dix heures après l'opération, douleur sus-orbitaire violente et hémorragie intra-oculaire abondante. Eau froide sur l'œil, sai-

gnée : après cinq heures, l'hémorragie s'arrête ; l'œil s'atrophie.

OBSERVATION III

(Résumée)

Rivaud-Landrau. — *Annales d'Oculistique*, 1858.

Général X..., double cataracte lenticulaire en bonnes conditions. Extraction de l'œil droit en mai 1847, sans accidents.
Le quatrième jour, à la suite d'un traumatisme sur l'œil opéré,
hémorragie intra-oculaire. Au bout de deux heures, le sang
s'arrête. Vingt-quatre heures après, un phlegmon oculaire se
déclarait, qui amenait la fonte purulente de l'œil après cin-
quante jours de souffrance. Atrophie complète.

OBSERVATION IV

(Résumée)

Rivaud-Landrau. — *Annales d'Oculistique*, 1858.

Malade de 70 ans, sanguin, ayant eu une hémorragie céré-
brale et une hémiplégie droite avec embarras de la parole.
Pupilles sensibles ; après hésitation à cause des antécédents,
extraction sur l'œil droit. Après section de la cornée, sortie
brusque du cristallin avec portion considérable de vitré. Quelques heures après, douleur, puis hémorragie intra-oculaire
abondante durant vingt-quatre heures, malgré sangsues,
sinapismes, eau froide. Pas de phlegmasie consécutive bien
marquée.

OBSERVATION V

(Résumée)

Rivaud-Landrau. — *Annales d'Oculistique*, 1858.

En 1858, extraction, à l'œil gauche, de cataracte à un homme
opéré autrefois de l'œil droit par abaissement, accompagné

d'amaurose. Pupille dilatée, perception lumineuse assez conservée. Extraction sans accidents. Quarante-huit heures après,
« en se levant de dessus le vase », l'opéré s'était heurté avec
force la tête contre celle de la personne qui le soignait, com-
motion qui était suivie, deux heures après, de douleurs vives et
d'hémorragie intra-oculaire. Hémorragie durant deux heures,
globe légèrement atrophié.

OBSERVATIONS VI ET VII

Reuling. — *Archiv. für Augenh.*
Analyse : *Ann. d'ocul.*, t. LXVII, p. 1971.

a) L'auteur cite le cas d'une vieille dame, athéromateuse,
chez qui l'extraction double, tout à fait normale, fut suivie de
douleurs vives, propulsion du vitré et de rétine dans les deux
plaies et hémorragie si abondante qu'elle fut difficile à arrêter.
Les deux yeux se perdirent par suppuration.

b) Femme, 45 ans, cataracte double non compliquée, femme
anémique et irritable. Opération faite par Pagenstecker, par
section à lambeau inférieur, avec tentative de luxation, puis
extraction avec la capsule par la curette. Quelques gouttes de
vitré le premier jour, réunion de la plaie. Troisième jour,
début de fièvre typhoïde (?), le sixième jour délire, la malade
arrache le bandeau. Mort après la troisième semaine. L'examen de l'œil montre un décollement de la choroïde soulevée
par un exsudat gélatineux transparent ; il contenait un peu de
fibrine coagulée.

OBSERVATION VIII

Mooren.— Funf Lustren ophtalmologischer Wicksamkeit, 1882

Première observation, 1871. Vieil espagnol, extraction normale. Tout à coup douleurs temporales violentes ; trois ou
quatre spasmes avec évacuation du contenu stomacal. Panse-

ment se teint de sang ; on enlève le bandeau, issue totale du vitré, et, malgré compression, un flot de sang sort de l'œil. Les coagula éloignés, la cornée se réapplique. Guérison (?) avec transparence de cette membrane. Toute la choroïde s'était décollée.

OBSERVATION IX

Du même

Dame asthmatique, extraction du cristallin à gauche après iridectomie préparatoire aux deux yeux. Opération normale. Après quinze minutes de lit, chaleur au visage, battement des temporales (perceptible pour entourage), puis névralgie violente à la tempe, vomissements brusques. Une minute après, le pansement taché est enlevé ; violente hémorragie. Douleurs cessent, pendant cinq jours pansement souillé ; trois semaines après, extraction de cataracte de l'œil droit. Un quart d'heure après, chaleur au visage, névralgie, sortie du vitré. Les yeux sont devenus phtisiques.

OBSERVATION X

Dr Warlomont. — *Ann. d'Ocul.*, 1883, t. XC, p. 51.

Femme de 63 ans, belle santé, entre, en avril, à l'Institut ophtalmologique de Brabant. Double cataracte, complète à gauche. Cataractes dures, séniles ; « la tension est normale et la vision quantitative ce qu'elle doit être, les pupilles réagissent bien à l'atropine ». Le 9 avril, extraction à l'œil gauche par petit lambeau inférieur et iridectomie ; section cornéenne parfaite ainsi qu'excision de l'iris, et incision de la capsule. Par contre, cristallin sort très facilement, pas d'issue du vitré. Plaie kératique parfaitement coaptée. L'opérée est amenée dans la salle où elle doit se rendre, « elle gagne son propre lit, situé à l'étage inférieur ».

Durant le trajet, envie de vomir, vomissements, l'œil opéré se mouille, une hémorragie apparaît, précédée de tension gênante dans l'œil.

L'œil définitivement perdu, exposé peut-être à suppuration et pouvant déterminer une ophtalmie sympathique, « je l'énucléai aussitôt et le donnai au docteur Van Duyse pour l'examiner. »

Rien dans cet examen ne fournit de contre-indication appréciable à une opération par extraction du second œil.

Aussi, le 16 juillet, sur les instances de la malade, le second œil fut opéré par M. Lebrun « suivant son procédé à petit lambeau médian ». L'opération marcha très bien. La lentille sortit très bien, un peu de vitré se montra. Rapidement un pansement compressif fut appliqué, glace pilée sur l'œil, et la malade est reportée dans son lit, avec immobilité recommandée. Mais peu après, une hémorragie se montre, identique à celle de l'autre œil.

OBSERVATION XI

Dʳ Sedan, de Coleah, *Ann. d'Ocul.*, 1883, t. XC, p. 143.

Demoiselle de 63 ans, a perdu un œil à la suite d'une opération de cataracte (mode opératoire non exempt de reproches); cataracte simple de l'œil congénère; santé parfaite, extraction avec lambeau supérieur et iridectomie, sans complication aucune, sans transfert de l'opérée. Une heure après, le pansement présente une légère infiltration sanguine. La chambre antérieure est remplie de sang. Entre les lèvres de la plaie cornéale, une petite quantité de sang sort en bavant. La compression, l'eau fraîche, arrêtent l'hémorragie, mais la vue est irrémédiablement perdue.

Le Dʳ Cabannes cite plusieurs observations dont la plupart

sont empruntées au tableau synoptique de Willot (thèse de
Paris 1891).

Ces observations présentent toutes le même caractère :
quelque temps après l'extraction de la cataracte, survient une
hémorrhagie due à un traumatisme, à un effort, à des vomissements ou se produisant spontanément et qui, chez la plupart,
amène la perte totale de l'œil par suppuration ou par atrophie.
Dans quelques cas, cependant, la vision s'est maintenue. Nous
citerons ces observations, parce qu'elles semblent se rappor-
ter aux hémorragies profuses non expulsives du vitré, que
nous sommes appelé à distinguer des hémorragies expulsives quand nous étudierons l'anatomie pathologique.

OBSERVATION XII

Professeur Magni. — *Revista clinica de Bologne*, 1884

Homme de 70 ans. Cataracte dure à l'œil droit, sans phé-
nomènes glaucomateux. Incision linéaire sans iridectomie.
Hémorragie immédiate, qui fut mise sur le compte probablement d'un vaisseau rétinien athéromateux. Violente hémorragie le lendemain. Pansement compressif; sangsues, eau
froide. La vision redevint suffisante pour lire, avec des verres
de quinze dioptries, le numéro 1 des échelles de Snellen.

OBSERVATIONS XIII ET XIV

Dr Girard. — *Revue générale d'Ophtalmologie*, 1885

a) Homme de 75 ans. Cataracte sénile. Hémorragie survient le troisième jour. Le sang se résorbe. La vision fut
ramenée à demi.

b) Homme de 75 ans. Incision linéaire, iridectomie. Hémorragie douze heures après l'opération. Résorption du sang.
$V = 0,6$.

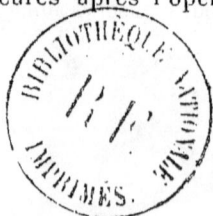

Observations XV et XVI
(Résumées)

Dr Bribosia, de Namur. — *Inédite*, thèse de Willot, Paris, 1891

a) Homme de 66 ans. Cataracte sénile bien mûre, iridectomie. Hémorragie immédiate. OEil perdu. Le malade avait
reçu, quelque temps avant l'opération, un coup violent sur
l'œil. L'autre œil avait été opéré avec succès deux ans auparavant.

b) Homme de 71 ans, atteint d'une double cataracte sénile,
bien mûre. Cependant légère injection de la conjonctive. Artério sclérose. Cœur très hypertrophié. Iridectomie. Hémorragie dans chaque œil pendant le pansement. Perte des deux
yeux sans phlegmon. Seule observation de deux cataractes
hémorragiques dans la même séance.

Observation XVII
(Résumée)

Professeur Badal et docteur Fage.— *Archives d'Ophtalmologie*, 1889

Homme 59 ans, œil droit, cataracte sénile normale, ni douleur ni tension. OEil gauche, cataracte habituelle.

OEil droit opéré le 28 novembre 1889. L'iris s'étant présenté
sous le couteau, au moment de l'incision, celui-ci est retiré.
L'humeur aqueuse se reforme, nouvelle incision, opération
normale avec iridectomie. Le malade reconduit au lit, hémorragie ; ni effort, ni quinte de toux de la part du malade.
Enucléation.

Observation XVIII
(Résumée)

Dr Fage. — *Annales d'Oculistique*, 1893

Homme, 75 ans, cataracte sénile double. Vision antérieure
bonne ; tension normale, pupille libre. Cœur hypertrophié.
Artères radiales et temporales dures, noueuses.

Le 20 octobre, l'œil droit est opéré avec iridectomie ; opération sans accident. Après 24 heures, douleur brusque de l'œil, vomissements, chaleur humide sous le bandeau. Le pansement est défait, grosse hernie du corps vitré, caillot sanguin entre les lèvres de la plaie.

Malgré les soins : toilette de la chambre antérieure, injection antiseptique tous les jours, l'état de l'œil ne fait qu'empirer. Enucléation.

OBSERVATION XIX

A. Terson. — *Archives d'Ophtalmologie*, 1894.

Le nommé Joseph A.., âgé de 69 ans, entre, en janvier 1893, dans le service du docteur Panas, pour une double cataracte ambrée ; à l'iris droit, petite synéchie, mais perception et projection lumineuses excellentes. Le tonus est normal dans les deux yeux.

Le malade est un peu alcoolique ; ses artères sont dures, son cœur hypertrophié et ses impulsions cardiaques violentes.

L'extraction de la cataracte de l'œil privé de synéchie est pratiquée par M. Panas, le 27 janvier. Extraction simple à lambeau supérieur, sans incident.

Le surlendemain de l'opération, le pansement est taché, on l'enlève : un énorme caillot entre-baille les lèvres de la plaie. Le malade affirme ne s'être donné aucun coup sur l'œil et n'avoir fait aucun effort (?).

Tout allait bien, lorsque le 18 février, au matin, le malade est trouvé mort dans son lit, de syncope probablement.

A l'autopsie, le cœur est trouvé très hypertrophié, sans insuffisance, avec plaques jaunes sur l'aorte. Reins petits, non scléreux. Dans le cerveau, aucune hémorragie. Les carotides sont parsemées de taches jaunâtres. Les deux yeux enlevés ont été durcis dans le liquide de Baumgarten. L'un était sain.

L'œil opéré a été divisé en trois segments par des sections frontales : segment antérieur, segment moyen, segment postérieur. Les segments antérieur et postérieur, après inclusion à la colloïdine, furent coupés d'avant en arrière, le segment moyen verticalement.

Les coupes de ce segment moyen montrent déjà que la rétine est complètement décollée et qu'il n'y a plus de corps vitré reconnaissable. La choroïde est entièrement décollée de la sclérotique et ne tient plus qu'aux tractus des vasa vorticosa. Une masse abondante de sang est épanchée entre la choroïde et la sclérotique : il y a bien la classique hémorragie rétrochoroïdienne totale.

Les coupes du segment antérieur montrent un large enclavement de l'iris, en partie sectionné ; la chambre antérieure est remplie de sang, auquel se trouvent mêlés des plis de la rétine décollée. Le segment postérieur présente la rétine complètement décollée de même que la choroïde ; un bloc sanguin cercle la papille ; c'est vers l'entrée des vaisseaux ciliaires postérieurs dans la région postérieure et externe de la choroïde que paraît avoir débuté l'hémorragie. Les vaisseaux rétiniens sont épaissis et presque oblitérés par la desquamation de l'endartère et par du sang. Les vaisseaux choroïdiens, surtout dans la couche des moyens vaisseaux, ont une paroi très notablement épaissie et vitreuse, ils sont remplis de sang. Il ne paraît pas y avoir de restes d'une inflammation antérieure.

Le second œil avait également des vaisseaux rétiniens et choroïdiens épaissis.

Observation XX

Fromaget et Cabannes, Société d'ophtalmologie et Laryngologie de Bordeaux, 1894

Sœur A... entre à la Clinique ophtalmologique de la Faculté de médecine dans le service de M. le professeur Badal, en octobre 1894.

Atteinte de cataracte double complète des deux yeux, elle présente en plus de la blépharo-conjonctivite chronique ; les yeux sont rouges, les paupières accolées chaque matin au réveil ; la conséquence de cette affection chronique est l'existence d'une légère photophobie et d'un léger blépharospasme sur lequel nous reviendrons tout à l'heure.

Après avoir désinfecté les deux yeux et fait disparaître toute sécrétion conjonctivale, en l'absence de M. Badal, M. Fromaget pratique l'extraction de la cataracte de l'œil droit. De ce côté la cataracte est complète, l'iris réagit d'une façon très énergique aux impressions lumineuses et la tension oculaire est absolument normale.

Après avoir anesthésié l'œil avec une solution de cocaïne à 0.25/10 et soigneusement désinfecté les paupières, les conjonctives et surtout le bord ciliaire un peu enflammé, l'opération est pratiquée.

La section comprend la partie supérieure de la cornée, et le lambeau commence à deux millimètres environ au-dessous du grand diamètre horizontal, il est taillé dans le limbe. L'iridectomie est faite d'une façon régulière, l'écarteur est enlevé. La kystitomie est rendue difficile par ce fait que la malade contracte à chaque instant ses paupières et que la fente palpébrale est très étroite. Néanmoins, le cristallin est extrait avec facilité. Le nettoiement des masses cristalliniennes est peu facile à exécuter à cause du spasme des paupières, qui se prêtent mal aux manœuvres d'expulsion. La malade, malgré la meilleure volonté, ne peut éviter la contraction de l'orbiculaire, et voyant que le corps vitré se présente au niveau de la plaie, on procède immédiatement à la toilette de l'œil et on pratique un pansement iodoformé compressif. La malade se met au lit immédiatement. Quelques heures après, le pansement est taché de sang qui a traversé l'ouate et la bande de tarlatane. Le lendemain matin, à la visite, nous pratiquons un nouveau pansement pour nous rendre compte de la cause de l'hémorragie ; nous trouvons de volumineux caillots accolés au pansement, et, entr'ouvrant à grand'peine les paupières, nous voyons à la surface de la conjonctive une grande partie du corps vitré ; le reste entre-bâille la plaie renfermant un gros caillot. Nous nettoyons minutieusement la région et nous appliquons un nouveau pansement occlusif. Le lendemain, le pansement est encore taché de sang, et le corps vitré sort toujours de la plaie. Le même phénomène se produit tous les jours jusqu'au quatrième, où la gaze iodoformée seule est légèrement teintée de sang, le corps vitré et les caillots qui sont dans la plaie s'éliminant lentement.

Enfin, au bout d'une quinzaine de jours, il se forme une cicatrice qui, bien que très fragile, empêche le sang de s'écouler dans l'œil.

Néanmoins, les douleurs d'irido-cyclite se montrent ; et du côté de la cornée, dans la région centrale, se fait une ulcération probablement d'ordre trophique. Grâce à l'antisepsie rigoureuse à laquelle nous avons eu recours, l'œil peut échapper à une panophtalmie, et, après un mois de soins, nous décidons la sœur A... à se faire enlever l'œil qui nous a procuré ce triste spectacle. L'énucléation est pratiquée après chloroformisation et l'opération donne lieu à une hémorragie peu abondante. Cette sœur ne présentait aucune lésion du cœur, ni des gros vaisseaux. La face était légèrement congestionnée, et nous n'avons pu trouver chez elle la moindre trace d'athérome.

Observation XXI

Cabannes, thèse de Bordeaux, 1895

D. F..., 71 ans, se présente, le 20 décembre 1894, à la Clinique ophtalmologique de M. le professeur Badal, pour une cataracte de l'œil droit.

Les antécédents de cet homme sont excellents. Il n'est pas alcoolique, n'est pas syphilitique, ne présente pas un état d'artério-sclérose marqué ; son cœur fonctionne bien, n'est pas hypertrophié ; ses voies respiratoires sont également en bon état, il ne tousse pas. Ses urines sont normales, ses reins fonctionnent bien.

La cataracte que ce malade présente à l'œil droit se montre aussi dans les meilleures conditions. Aucune altération des voies lacrymales, des paupières ou de la conjonctive. Une chambre antérieure normale, un iris réagissant vivement à la lumière et un tonus absolument normal. Le malade a toujours eu une excellente acuité du côté de cet œil, dont il n'a jamais souffert, et dont la vision s'est de plus en plus troublée depuis quatre ans, début de la cataracte. L'examen à la chambre noire ne fait que confirmer les résultats excellents de l'éclairage naturel, et nous permet de constater, du côté de l'œil gauche, l'existence d'une cataracte moins avancée et ne s'étant pas accompagnée jusque-là de troubles marqués de la vision. Tout étant à espérer d'une cataracte si « bonne », le malade est opéré par M. le professeur Badal, le lendemain même, 21 décembre. Après les précautions antiseptiques ordinaires et l'anesthésie de la cornée par la cocaïne à 0,25/10, l'incision habituelle est pratiquée, l'iridectomie faite, et le cristallin extrait après incision de la capsule. Peu de masses corticales ; nettoyage de la pupille rapide et complet. Après s'être assuré que le malade comptait bien les doigts, on le panse et l'accompagne dans la salle. A peine dans son lit, il ressent un petit picotement dans son œil, et une chaleur humide sous son pansement qui se teint de sang, et cela sans douleur bien vive, sans traumatisme ou effort pouvant expliquer cet accident. Appelé auprès du malade, nous défaisons le pansement et nous nous trouvons en présence d'une hémorragie intra-oculaire, peu abondante il est vrai, avec un petit caillot entre-baîllant les lèvres de la section cornéenne.

Nous appliquons un pansement compressif et recommandons le repos au lit le plus absolu. Le pansement étant, le lendemain, légèrement teinté, nous le refaisons ; le caillot était à la même place, n'avait pas augmenté, le malade n'éprouvait aucune douleur. Le surlendemain de l'opération, nous avons trouvé encore le pansement taché, mais simplement par la sérosité. Instillation du collyre au sulfate de zinc. Antisepsie absolue. Les jours suivants, le caillot se résorbe, et après vingt-six jours d'hôpital, le malade repart, sa plaie cornéenne fermée, distinguant la lumière d'avec l'obscurité, avec un œil dont le tonus n'était pas sensiblement abaissé. M. le professeur Badal, partisan de l'expectation dans ce cas, s'était refusé à énucléer l'œil quelques jours après l'opération, car l'hémorragie ne présentait pas ici l'abondance habituelle, bien des signes de l'hémorragie rétro-choroïdienne manquaient, et, en tête de ligne, l'expulsion en masse du corps vitré qui, dans ce cas particulier, était sorti en petite quantité. Il est évident qu'on se trouvait ici en présence d'une hémorragie antérieure de l'œil, et l'attente devait être la pratique la plus sage. Le 8 mai dernier, le malade revenait à l'hôpital pour se faire opérer la cataracte de l'autre œil (OG). La cataracte de ce côté était également en d'excellentes conditions, à peu près complète. Quant à l'œil droit, il était par le fait inéclairable, grâce à l'hémorragie qui avait fusé dans le vitré. Le malade distinguait toujours la lumière de ce côté, mais était dans la complète impossibilité de se guider.

Malgré l'accident survenu à l'œil droit, l'œil gauche, se présentant dans de très bonnes conditions, a été soumis au même procédé opératoire, le 13 mai 1895, avec un succès complet. Aucun incident n'est survenu du côté de l'œil nouvellement opéré, et nous pouvons, à l'heure actuelle, tout espérer de cet œil, qui pourra permettre au malade de se guider et de vaquer à quelques occupations.

OBSERVATIONS XXII ET XXIII

Rohmer, *Rev. Méd. de l'Est*, 1895

a) Le premier cas concerne une malade de 66 ans, dont l'œil gauche avait déjà été opéré de cataracte le 8 mars 1892, sans accidents. Le second fut opéré le 12 novembre 1894 ; il se présentait dans d'aussi bonnes conditions que son congénère, et l'extraction fut faite facilement sans iridectomie ; il s'agissait d'une cataracte semi-molle : à la partie inférieure de la pupille, je laissai persister un petit débris de substances cristalliniennes que je ne pus retirer, comptant bien que la résorption spontanée en aurait raison.

Tout s'était passé normalement et, le pansement appliqué, la malade fut reconduite à son lit. Le lendemain matin, son bandeau fut trouvé taché de sang : elle-même n'a rien ressenti, et ne se doute même pas de l'accident qui lui est arrivé. L'hémorragie a dû être assez abondante, mais elle est arrêtée maintenant. Le bandeau est levé, on trouve entre les lèvres de la plaie un gros caillot qui obture l'ouverture opératoire de l'œil. Il ne restait plus qu'à énucléer l'organe, ce qui fut fait séance tenante.

L'examen attentif du cœur n'a rien révélé qui pût expliquer l'accident arrivé chez cette malade.

b). Notre deuxième malade est un homme de 83 ans, bien constitué et encore très robuste pour son grand âge. Parmi les détails importants de son observation, nous relevons ce qui suit : Antécédents alcooliques, artério sclérose généralisée, emphysème pulmonaire, hypertrophie du cœur droit, grande impressionnabilité. Les deux yeux sont atteints de cataractes dures ; le malade perçoit encore la lumière de chaque œil, la

tension n'est augmentée ni sur l'un ni sur l'autre globe. L'opération est pratiquée, deux jours plus tard, sur l'œil gauche ;
au moment d'enfoncer le couteau je m'aperçois que l'œil est un
peu tendu, mais je pensais qu'en incisant lentement, et qu'en
laissant échapper doucement l'humeur aqueuse, la décompression se ferait dans de bonnes conditions.

L'incision de la cornée est à peine achevée que l'iris fait
hernie sur le couteau; au même moment, le cristallin vient bail-
ler entre les lèvres de la plaie et s'échappe seul ; après lui il se
produit une issue complète du corps vitré, suivie immédiatement d'un flot de sang. J'ai tout de suite tamponné avec du
coton, qui, à peine appliqué, était complètement imprégné de
sang. Entre les lèvres de la plaie, à côté du caillot sanguin, on
avait pu voir flotter la choroïde et la rétine largement décol-
lées et à moitié expulsées. L'hémorragie a été assez violente
et s'arrêta à peine à la suite d'un tamponnement prolongé.
L'œil était complètement désorganisé et l'énucléation fut pratiquée sur-le-champ après chloroformisation du malade.

A la suite de ces observations, M. le professeur Rohmer rap-
pelle que, trois ans auparavant, un homme opéré dans son service
avait présenté, 5 ou 6 heures après l'extraction de sa cataracte,
une abondante hémorragie, qui amena l'énucléation d'emblée.

OBSERVATION XXIV

Valude, *Annales d'Oculistique*, janvier 1899, t. CXXI, p. 33

Mme Ch..., âgée de 73 ans et atteinte de double caractère
sénile complète, n'offre rien, dans son état, qui soit anormal.

Ses cataractes ont les caractères des cataractes séniles avec
une assez grande abondance de masses molles ; l'iris est mobile
et sensible à la lumière ; il existe une bonne projection, et le
tonus musculaire est normal. Du côté de l'état général, rien

non plus à relever ; le cœur bat normalement, et la patiente n'est pas plus sénile que son âge le comporte.

Le 3 novembre 1898, je pratique l'opération de l'œil gauche, après cocaïnisation et selon ma méthode habituelle. Extraction sans iridectomie, facile, et bonne sortie des masses molles, qui s'évacuent simplement sans trop, ni trop peu de facilité ; l'iris est remis en place et la pupille apparaît bien noire.

A ce moment, au moment d'appliquer le pansement, à un dernier coup d'œil, j'observe que l'iris s'est hernié en totalité , sans un mouvement, *sans une parole de la part de la patiente, sans un effort et sans la moindre douleur.* Je m'attends à la sortie du vitré, et, en effet, en quelques secondes, je vois celui-ci se présenter et sortir abondamment, toujours sans efforts de la patiente.

Je prévois, dès lors, une hémorragie expulsive, que j'annonce à mes assistants ; j'applique, néanmoins, un pansement compressif.

Au bout d'un quart d'heure, le pansement est taché, en effet, de sang, je l'enlève et je trouve la cavité conjonctivale distendue par un énorme caillot sanguin. Je nettoie l'œil, et, pour arrêter l'hémorragie, je pratique deux points de suture entre le lambeau cornéen et la conjonctive bulbaire ; pansement compressif.

Pour en terminer avec cet œil, disons que, huit jours après , au moment où j'enlève les fils, il subsiste encore un suintement sanguin au niveau de la plaie suturée ; d'ailleurs, cet œil, grâce à la suture, conserve une forme et un volume satisfaisants.

OBSERVATION XXV

Inédite.

Clinique ophtalmologique, professeur H. Truc.

Cataracte demi-dure gauche ; extraction avec iridectomie ; légère issue de vitré ; vomissements violents ; hémorragie expulsive ; évidement.

Mme X..., 45 ans, ménagère, de Montpellier, entre à la Clinique en 1888 pour opération de cataracte.

Bonne santé habituelle ; pas de troubles pulmonaires ou cardiaques ; ni sucre ni albumine ; nervosisme accentué. Vue antérieure bonne.

A gauche : cataracte complète, semi-dure, nucléo-corticale.

Début à droite. Pas de complications extra ou intra-oculaires. Projection bonne, champ visuel normal.

Extraction avec iridectomie à droite. Grande indocilité, issue d'un peu de vitré. Aussitôt après le pansement, vomissements violents et prolongés. Après un dernier effort, douleur vive dans l'œil opéré ; sensation de déchirure et pansement cruenté. L'œil examiné peu après est plein de sang, tendu, douloureux ; chambre antérieure béante, lèvres de la plaie écartées par un gros caillot sanguin, l'iris et le vitré.

Compression, calmants, laxatifs. Evidement, le lendemain, à cause de la tension et de la douleur oculaires.

OBSERVATION XXVI

Inédite.

Clinique ophtalmologique, professeur H. Truc.

Cataracte capsulo-lenticulaire dure de l'œil droit ; extraction combinée ; légère issue du vitré ; vomissements ; hémorragie profuse expulsive ; atrophie. Extraction combinée ultérieure à l'œil gauche ; excellent résultat.

H... Fulcrand, 74 ans, cloutier, de Montpellier. Entre à la Clinique, le 17 décembre 1893, pour opération de cataracte. Très bonne santé habituelle, sauf l'année précédente, attaque suivie d'aphasie. Cette aphasie persiste encore légèrement. Il existe en outre de la toux et de l'athérome. Dysurie prostatique. Ni sucre, ni albumine.

Vision antérieure excellente, mais affaiblie des deux côtés depuis 6 ou 7 ans et nulle à droite depuis 4 ans.

A droite, cataracte capsulo-lenticulaire dure, complète ; projection normale, champ visuel intact, tonus un peu accentué

(T + 1/2). A gauche, cataracte capsulo-lenticulaire subcomplète ; tonus légèrement accentué (T + 1/2) ; des deux côtés, léger épiphora.

La veille de l'opération, à l'insu du chef de service, le patient avait présenté un peu de congestion pulmonaire, on avait administré de l'ipéca à plusieurs reprises.

Le 20 décembre, extraction à droite avec iridectomie, extraction laborieuse, à la curette, et avec issue d'un peu de vitré. On administre malencontreusement une dernière dose d'ipéca ; aussitôt, vomissements répétés et violents, puis, à un moment donné, douleur vive dans l'œil opéré et pansement cruenté.

Appelé aussitôt, M. le professeur Truc enlève le pansement et constate une hémorragie abondante intra-oculaire. Plaie cornéenne entre-bâillée, issue totale du vitré et globe rempli de caillots sanguins ; douleurs vives, vision nulle. Ergotine, morphine et compression.

Le lendemain, nouveau pansement. Pas de douleur considérable. Progressivement atrophie du globe.

Le malade revient, quelques mois après, se faire opérer de l'œil gauche. Extraction avec iridectomie, sans incident et avec un excellent résultat opératoire et optique. La légère hypertonie constatée avait fait écarter l'idée d'extraction simple et celle de l'abaissement.

OBSERVATION XXVII

(Inédite)

Clinique ophtamologique, professeur H. Truc

Extraction combinée : hémorragie profuse non expulsive, le cinquième jour, sans cause appréciable ; rupture de la chambre antérieure, hernie cruorique ; guérison complète avec conservation de la vision.

V... Adrien, 60 ans, cultivateur à Alignan-du-Vent (Hérault), entre à la clinique, le 19 décembre 1897, pour opération de cataracte.

Bonne santé habituelle, mais gras, lymphatique et pâle. Pas de lésions pulmonaires ou cardiaques, artério-sclérose marquée, ni sucre, ni albumine.

Vision antérieure normale.

A gauche, cataracte sénile avancée, mais incomplète et remontant à deux ou trois ans. Voit passer la main, et avec un bon éclairage compte presque les doigts. Tension normale.

A droite, cataracte sénile légère remontant à quelques années et permettant au malade de se conduire aisément. Tension normale. Pas de complications oculaires.

Le 24 décembre 1897, extraction de la cataracte gauche avec iridectomie sans incident. Trois jours après, le 27, premier pansement : pupille large, noire, vision bonne. Le 29, second pansement : état excellent, découverte de l'œil droit.

Une heure après, le même jour, on constate que le pansement de l'œil gauche est cruenté. Le patient affirme n'avoir fait aucun effort ni reçu aucun coup sur la région ; il ne souffre guère. M. le professeur Truc enlève le pansement et trouve la chambre antérieure pleine de sang, la plaie cornéenne largement ouverte et maintenue béante par un gros caillot rougeâtre. Œdème de la conjonctive et légère exophtalmie.

Vision à peine quantitative.

En présence de cette hémorragie, on prescrit de l'ergotine, de la morphine ; on établit un pansement occlusif aux deux yeux et une légère compression à gauche. Pas de douleur oculaire importante. Pansement intact. Le 31, nouveau pansement. Le malade a saigné du nez, le matin. Le caillot qui écartait les lèvres de la plaie cornéenne s'est résorbé, la chambre antérieure est reformée, mais encore pleine de sang.

Vision quantitative. Trois jours après, la chambre antérieure ne présente qu'un hyphæma de trois millimètres et le malade voit passer la main. Peu après, il compte les doigts. Au bout de quinze jours, la vision avec verres correcteurs cylindriques horizontaux + 3 dioptries et sphériques + 11 égale 0,3 environ ; il existe encore quelques filaments dans le vitré, mais la chambre antérieure est tout à fait limpide et la guérison complète.

Le malade, revu après, a conservé une excellente vision.

CHAPITRE III

Les différents examens anatomo-pathologiques qui ont été pratiqués depuis Bowman jusqu'à nos jours montrent que les hémorragies profuses entraînent après elles des lésions dont la description varie fort peu.

Avant d'étudier ces lésions, nous rappellerons que, dans notre préface, nous avons déjà distingué les hémorragies intra-oculaires en non expulsives et en expulsives du vitré. La différence des lésions sépare nettement les deux formes de la complication que nous nous sommes proposé d'étudier ici, et justifie cette division.

Les hémorragies non expulsives sont des hémorragies en nappe de la rétine. Elles sont dues à la rupture d'un gros vaisseau ; le sang fuse sous la membrane hyaloïde, la décolle parfois, et par suite de l'absence du cristallin apparaît au dehors en petite quantité après avoir envahi la chambre anté-rieure. Cette hémorragie rétinienne s'arrête assez vite et, par suite, n'entraîne pas l'issue du vitré.

Les lésions profondes sont peu étendues : la choroïde n'est pas décollée et la rétine conserve ses rapports anatomiques ; de ce fait, le vitré n'éprouvant pas de poussée d'arrière en avant, n'est point chassé hors du globe oculaire. Nous ne trouvons donc pas là cette désorganisation complète qui carac-térise les hémorragies expulsives ; aussi, voit-on bientôt le caillot disparaître, la chambre antérieure se reformer, le sang épanché se résorber.

Peu à peu, l'œil reprend son aspect normal, et l'acuité visuelle se rétablit en grande partie. L'observation XXVII, de M. le professeur Truc, se rapporte à un cas de ce genre. Sans en reprendre le détail, nous rappellerons que le malade a présenté, après correction par les verres (horizontaux + 3 cylindriques, + 11 sphériques), une acuité de 0,3. A côté de cette observation, citons celles du professeur Magni, du docteur Girard et du docteur Cabannes, bien que le malade de ce dernier n'ait pu conserver que la vision quantitative. Gasparini cite le cas d'un de ses malades, qui, en pareille circonstance, conserva une vision de 2/30.

L'hémorragie profuse expulsive s'accompagne de lésions plus graves, qui ont pour conséquence la perte totale de l'œil par atrophie ou panophtalmie.

Dans cette seconde forme d'hémorragie, nous trouvons : issue du sang et hyphæma dans la chambre antérieure. Mais le caillot sanguin qui entre-bâille les lèvres de la plaie est accompagné d'une masse gélatineuse, le vitré. Quand on défait le pansement, on trouve le corps vitré entre les lèvres de la plaie. On y a même signalé la choroïde et la rétine.

Les hémorragies expulsives sont en effet caractérisées par l'issue du vitré et le décollement des membranes profondes.

Les anciens auteurs regardaient l'artère centrale comme point de départ de l'hémorragie. Withe-Cooper et Rivaud-Landrau accusaient les vaisseaux qui rampent à la surface interne de la choroïde.

D'après Hulke, il est hors de doute que la source de l'hémorragie se trouve dans les vaisseaux de la surface externe de la choroïde, et cette opinion est entièrement confirmée par les examens anatomo-pathologiques pratiqués, plus tard, par Van Duyse, par Fage, par Nazaris, par Cabannes.

3

C'est cette localisation de l'hémorragie qui nous explique la présence du caillot sanguin que l'on trouve entre la sclérotique et la choroïde, quand on pratique, pour en faire un examen macroscopique, une coupe méridienne antéro-postérieure. Une fois épanché dans l'espace de Schwann, ou rétro-choroïdien, le sang ne peut distendre la sclérotique, qui, en raison de l'âge auquel apparaît la cataracte et auquel se constatent ces accidents post-opératoires, a subi des modifications qui diminuent fortement son élasticité. Le liquide hématique, obéissant à la pression qu'il reçoit en arrière, de par les lois de la circulation, se porte en avant, vers le point de résistance moindre créé par la section cornéenne et la suppression du cristallin. Les membranes de l'œil sont ainsi propulsées en avant, chassant devant elles le vitré.

Précisons le point de départ réel de l'hémorragie, en nous basant sur les travaux des successeurs de Hulke. Ce n'est pas, à vrai dire, à la surface externe de la choroïde qu'elle apparaît tout d'abord, mais bien dans l'épaisseur même de cette membrane vasculaire. Il se forme une stase sanguine, et « l'hémorragie est interstitielle avant d'être rétro-choroïdienne » (Van Duyse).

Badal et Fage arrivent aux mêmes conclusions : « Il semble, disent-ils dans notre cas comme dans celui de Warlomont, que la choroïde ait été le point de départ de l'hémorragie, qui, d'abord interstitielle, a envahi bientôt l'espace scléro-choroïdien ». Et Cabannes se range à cet avis : « L'hémorragie se produit dans l'épaisseur de cette membrane (la choroïde) ».

Les vaisseaux choroïdiens sont donc bien le point de départ de l'accident ; de plus, ils entrent seuls en ligne de compte. Cabannes, examinant l'œil de son malade, a trouvé intacts les vaisseaux rétiniens, dont le calibre était resté normal. Au contraire, les vaisseaux choroïdiens présentaient « des dimensions énormes, étaient extrêmement dilatés, gorgés de globules;

bientôt on pouvait les voir se rompre, les parois se dilataient, leurs éléments se dissociaient, et la rupture se produisait ».

La choroïde est décollée et refoulée en avant, flottant dans la coque oculaire remplie de sang. Le décollement choroïdien est total et surtout marqué à la partie supérieure; de là le sang s'est épanché dans l'espace scléro-choroïdien, et le caillot sanguin y présente son plus grand volume. La membrane vasculaire est épaissie par l'infiltration, et les éléments de ses couches sont séparés, divisés par les globules sanguins.

La rétine est également décollée, chassée en avant, souvent, jusqu'au niveau de la plaie entre les lèvres de laquelle on la trouve avec le vitré et le caillot hématique ; mais ses éléments ont gardé leur structure normale, les vaisseaux sont intacts.

A côté de ces lésions très nettes, admises par la plupart des auteurs, il en est qui sont encore discutées : ce sont les lésions intimes des parois vasculaires dont la connaissance exacte éclaircirait la pathogénie.

Le docteur Girard, le premier, parle de ces altérations et invoque la dégénérescence granulo-graisseuse des parois vasculaires des artères, due à la sénilité.

Le malade de Gasparini présentait le système veineux superficiel extraordinairement développé, des varices aux deux jambes, les marques de l'athéromasie aux artères radiales et temporales.

Terson, chez le malade qu'il a opéré et qui a fait une hémorragie profuse, constate que « les vaisseaux choroïdiens, surtout dans la couche des moyens vaisseaux, ont une paroi très notablement épaissie et vitreuse ».

Mais à côté d'eux, d'autres auteurs ne signalent pas l'existence de ces lésions, et, à la suite d'examens histologiques et anatomo-pathologiques, n'en ont nullement constaté la présence.

C'est ainsi que Van Duyse trouve « les parois des vaisseaux

choroïdiens normales ; pas de dégénérescence granulo-graisseuse, pas de lésions athéromateuses, pas d'excroissances verruqueuses de la lame hyaline ».

Le docteur Nazaris, examinant l'œil du malade du professeur Badal, arrive aux mêmes conclusions : « Les vaisseaux choroïdiens ne présentent aucune altération, ni endartérite, ni dégénérescence graisseuse, ni lésions athéromateuses ».

Enfin, le docteur Cabannes, après examen histologique, déclare que « l'examen minutieux des parois vasculaires n'a pas permis de trouver de lésions ».

Malgré le résultat négatif de ces dernières recherches histologiques, il est certain que les cataractés présentent les lésions vasculaires que l'on rencontre, en général, chez les vieillards, altérations qui, s'ajoutant à d'autres facteurs, ne peuvent que favoriser les hémorragies profuses post-opératoires. Ces données, que des études histologiques plus complètes et plus précises devront mieux élucider, sont déjà sanctionnées par la Clinique, qui signale du côté des vaisseaux de nos malades les altérations de l'athérome et de l'artério-sclérose.

CHAPITRE IV

ÉTIOLOGIE ET PATHOGÉNIE

La pathogénie des hémorragies profuses post-opératoires est encore fort discutée. Le glaucome seul est hors de cause ; en effet, il est admis, depuis Wenzell et avec Salamé, Willot, Fage, qu'une extraction de cataracte pratiquée sur un œil présentant le tonus caractéristique du glaucome aboutit presque fatalement à l'hémorragie.

Une des principales causes incriminées est l'artério-sclérose; mais il est difficile de préciser le rôle qu'elle joue dans la pathogénie des hémorragies que nous étudions. Si les anatomo-pathologistes ont découvert, dans certains cas, des altérations des parois vasculaires, ils ont aussi parfois constaté l'intégrité des vaisseaux. D'un autre côté, il est hors de doute que tous les cataractés sont des vieillards presque tous artério-scléreux, ainsi que la Clinique le démontre, et, cependant, les hémorragies post-opératoires sont heureusement fort rares, Mais, comme il n'est pas absolument démontré que les vaisseaux reconnus sains ou présumés tels, aient conservé leur intégrité physiologique, nous chercherons dans l'artério-sclérose des facteurs qui permettent à eux seuls, dans certains cas, d'établir les causes déterminantes des hémorragies post-opératoires.

Van Duyse déjà admet que, « dans les hémorragies graves post-opératoires, il faut rejeter l'idée de vaisseaux tout à fait normaux ».

Les observations XXVI et XXVII, de M. le professeur Truc, décèlent, chez les malades qui en sont l'objet, l'existence d'artério-sclérose généralisée. Les parois des vaisseaux oculaires sont, en pareil cas, très altérées. Or, les recherches multiples et précises de Huchard (1) et de Cazes (2) démontrent qu'une tension artérielle excessive et une hypertrophie cardiaque accompagnent l'artério-sclérose et en sont la conséquence.

Il nous semble que ces trois facteurs : altérations des parois vasculaires, hypertension artérielle, hypertrophie du cœur, expliquent déjà la production des hémorragies.

En effet, l'incision scléro-cornéenne, l'écoulement au dehors de l'humeur aqueuse et la suppression du cristallin amènent dans l'œil une décompression en raison directe du volume de la lentille cristallinienne, et cette décompression est encore plus considérable si, au moment de l'opération, il s'est produit une issue du vitré. Que deviennent alors les vaisseaux choroïdiens ? Ils subissent les effets de la tension artérielle excessive (3), d'une part, et de la décompression oculaire résultant de l'opération, d'autre part. Les milieux oculaires ne font plus équilibre à la tension sanguine, ils ne soutiennent plus les parois vasculaires, et celles-ci se laissent alors distendre plus ou moins, suivant le degré de leurs altérations. De là résulte ce gonflement des vaisseaux choroïdiens, signalé par les examens anatomo-pathologiques, gonflement qui aboutit à la rupture des parois, et, par suite à l'hémorragie interstitielle. Il semble donc bien que, dans les cas d'hémorragie survenant immédiatement après l'opération, la décompression, l'altération des parois et la tension artérielle entrent directement en cause.

---

(1) Huchard. — *Maladies du cœur et des vaisseaux*, Paris 1892.

(2) Cazes. — *De la tension artérielle dans quelques états pathologiques*, thèse de Paris, 1896.

(3) A. Terson. — *Arch. d'ophtalm.*, 1894, p. 114.

Pouvons-nous invoquer ces facteurs lorsque l'hémorragie survient quelques heures, quelques jours après l'opération? Une émotion, un effort, peuvent amener une impulsion plus forte de la part du cœur déjà hypertrophié, ainsi que nous l'avons déjà vu ; ce sera là une cause d'exagération de la tension artérielle, déjà excessive, et il ne peut en résulter qu'un retentissement fâcheux sur les vaisseaux choroïdiens, dont les parois, altérées du fait de l'artério-sclérose, n'éprouvent plus de résistance de la part des milieux de l'œil. Ces vaisseaux pourront céder facilement à l'impulsion cardiaque.

Si nous admettons ce processus chez les malades manifestement artério-scléreux, il nous faut l'explication de l'hémorragie survenant dans un œil dont les vaisseaux ont été sains.

Le docteur Cabannes met en avant une théorie mécanique basée sur les travaux de Chodius.

« Un fait constant, dit-il, que nous retrouvons dans tous » les examens histologiques, c'est l'énorme distension des » vaisseaux de la choroïde par le sang. Ce phénomène nous » permet d'établir deux données :

» 1° Les vaisseaux se remplissent de sang partout, phéno-» mène primordial ;

» 2° L'hémorragie se produit sur certains vaisseaux d'élec-» tion, phénomène consécutif, sous l'influence de motifs » occasionnels indispensables.

» Nous pensons qu'à la suite de l'extraction de la cataracte, » la pression intra-oculaire diminuant, ce que l'on constate » par l'examen de la tension oculaire, il doit se produire du » côté des vaisseaux de l'œil, une réplétion sanguine due à ce » fait que leurs parois ne sont plus soumises ou du moins sont » brusquement soustraites à une pression habituelle, celle » des milieux de l'œil, qui est d'environ 15 millimètres de » mercure. Ce phénomène primordial, sortie du cristallin, à » laquelle il faut ajouter l'évacuation de l'humeur aqueuse,

» suffit à notre avis, pour déterminer une congestion marquée
» des vaisseaux du globe ».

Cette congestion une fois produite, un œil sain fera de
l'hémorragie dès qu'une cause occasionnelle quelconque vien-
dra augmenter la tension du sang. Chodius (1) a démontré
par des expériences relatées par Cabannes, que des hémorragies
se produisent dans des yeux d'animaux à tonus normal après
évacuation du vitré.

Remarquons que, dans la majorité des cas, le chirurgien se
trouve en présence d'un malade nerveux, indocile, peut-être
tousseur.

La cataracte est volumineuse, le vitré est altéré, ramolli ;
l'opération est longue, laborieuse, le cristallin vient mal, la
toilette est difficile. Ce sont là autant de causes qui s'ajoutent
aux précédentes.

On a signalé et incriminé certains états dyscrasiques ayant
pour conséquence un appauvrissement du sang.

Nicati (2), ayant observé deux cas d'issue du vitré non
suivis d'hémorragie, a mis en cause une action toute physiologique, qui mérite d'être mentionnée : c'est celle de la contraction spasmodique du muscle tenseur oculaire. Ce muscle suit
les variations de la pression capillaire sanguine et répond aux
attouchements exercés sur l'organe par une contraction s'ac-
compagnant de douleur et amenant une issue violente et
brusque du vitré. De ce fait, la pression intra-oculaire est
diminuée.

Il est une cause plus générale, qui l'emporte sur les autres,
c'est l'effort sous toutes ses formes. Les parois vasculaires
sont-elles altérées, la pression excessive ? Il est évident que
l'effort augmentera encore cette tension et fera céder ses

---

(1) Chodius. — *Centralb. f. p. Augenh*, 1875, n° 5, p. 68.
(2) Nicati. — *Arch. d'Ophtalm.*, 1897, t. XVII, p. 767.

parois. La théorie mécanique de Cabannes comporte aussi cette notion de l'effort, qui amène la rupture de vaisseaux déjà fortement congestionnés, et, quel que soit le point de vue que l'on envisage, l'effort vaincra d'autant mieux la résistance des vaisseaux que la pression intra-oculaire sera fortement abaissée et par l'incision opératoire et par l'issue du cristallin, de l'humeur aqueuse, parfois même du vitré.

Il nous suffit de parcourir les observations que nous avons recueillies pour voir combien il est difficile de prévenir tout effort chez les opérés de cataracte : vomissements, toux, efforts pour aller à la garde-robe, mouvements désordonnés dans le délire, traumatismes divers dont le malade se rend lui-même victime ou causés par l'entourage, voilà ce que nous relevons à chaque instant.

En résumé, c'est l'état pathologique des parois vasculaires, la congestion mécanique des vaisseaux et les efforts de toute sorte que nous considérerons comme les causes les plus fréquentes d'hémorragie intra-oculaire. Nous dirons plus : c'est l'ensemble de plusieurs de ces facteurs qu'il faut incriminer ; or il est rare que tous se trouvent réunis chez le même malade, et cette circonstance expliquerait le peu de fréquence de ces accidents post-opératoires.

Nous avons divisé les hémorragies en expulsives et non expulsives du vitré, et les premières ont pour principal caractère leur abondance. Il nous est donc possible de distinguer, au point de vue pathogénique, le premier type du deuxième.

Rohmer, le premier, reconnut aux hémorragies expulsives deux caractères bien nets : 1° « L'hémorragie expulsive coule véritablement à flots. » 2° « Mais vient-on à extirper l'œil dans la même séance, immédiatement l'hémorragie s'arrête, et le champ opératoire est presque à sec, si on le compare au suintement extraordinaire qui se faisait tout-à-l'heure dans l'intérieur de la cavité oculaire. » Ces deux ordres de faits trouvent leur explication dans les rapports qu'affectent les parois des artères ciliaires courtes, postérieures avec la sclérotique à leur passage à travers cette membrane.

Rohmer émettait déjà cette opinion au mois de février 1895, se réservant de reprendre plus tard la question. En effet, au mois d'août de la même année, il publiait, dans les *Archives d'ophtalmologie,* les résultats de ses recherches; en même temps M. Jacques faisait paraître dans cette revue une étude anatomique dont les conclusions confirment pleinement les vues de Rohmer.

Les rapports qu'affectent les artères ciliaires courtes postérieures avec la sclérotique nous rappellent la disposition des canaux veineux dits canaux de Breschet qui sont situés dans l'épaisseur des os de la voûte du crâne. Nous savons que les parois de ces vaisseaux sont complètement adhérentes à la substance osseuse, et que leur section provoque une hémorragie très considérable.

Nées de la portion de l'artère ophtalmique qui passe obliquement au-dessus du nerf optique, les artères ciliaires courtes se divisent plusieurs fois en arrière du globe oculaire, et leurs ramifications s'engagent dans la sclérotique, intimement unies à la gaine du nerf optique.

Les rapports de ces artères avec les milieux qu'elles traversent varient suivant les points que l'on considère. Au moment où elles abordent la sclérotique, les artères ciliaires courtes postérieures s'enfoncent dans du tissu conjonctif lâche qui disparaît progressivement, et bientôt elles entrent en contact avec le tissu sclérotical. L'union de la paroi vasculaire avec la sclérotique devient de plus en plus intime, la tunique adventice tend à disparaître, en même temps que la tunique musculaire. Aussi des coupes pratiquées sur le vaisseau auront-elles des aspects fort différents suivant qu'elles auront été pratiquées avant que ce vaisseau ait atteint la

sclérotique et à son passage à travers la membrane fibreuse de
la coque oculaire. Dans cette dernière région, « la tunique
» interne présente quelques rares plis disséminés, la muscu-
» leuse est souvent réduite à une seule assise de fibres lisses,
» l'adventice fait totalement défaut, et les vaisseaux scléro-
» ticaux adhèrent plus ou moins intimement à la tunique
» moyenne ».

« Voici donc un fait anatomique bien établi : c'est l'adhé-
» rence à peu près intime des parois des artères ciliaires
» courtes postérieures avec la sclérotique qu'elles traversent,
» ce qui fait de ces vaisseaux, une fois rompus du côté de la
» cavité orbitaire, de véritables bouches béantes à travers
» lesquelles le sang peut se déverser abondamment. Dans la
» pathogénie de l'hémorragie expulsive, l'hypertension san-
» guine et probablement l'altération artérielle commencent
» l'hémorragie rétro-choroïdienne ; mais la disposition que
» nous venons de signaler permet à l'écoulement sanguin de
» continuer, jusqu'à ce qu'un caillot formé dans la cavité
» oculaire mette fin à cet écoulement, la rétraction ou plutôt
» la contraction vasculaire étant ici annihilée grâce aux adhé-
» rences des parois vasculaires avec la coque rigide de la
» sclérotique. Cela explique enfin pourquoi l'hémorragie, si
» abondante tant que le globe de l'œil est en place, s'arrête
» presque d'elle-même sitôt que l'énucléation de l'organe a
» permis aux vaisseaux libres maintenant de se rétracter et à
» leurs parois de se contracter dans le tissu cellulaire lâche
» de l'orbite (1) ».

Les hémorragies non expulsives sont aussi sous la dépen-
dance de l'état général, et peuvent survenir soit par suite de

---

(1) Rohmer et Jacques, *Archives d'Ophtalmologie*, 1895, t. XV,
p. 465.

l'altération du sang (diabète, albuminurie, paludisme, syphilis), soit du fait de l'altération des vaisseaux.

Ici encore, l'effort joue un rôle et vient ajouter son effet à celui des causes générales dans la production d'une complication dont les conséquences, beaucoup moins graves que dans la première forme d'hémorragie, ne sont pas sans danger pour la conservation de la vision.

CHAPITRE V

SYMPTOMES, DIAGNOSTIC, PRONOSTIC

Les hémorragies intra-oculaires profuses post-opératoires se rencontrent chez les personnes âgées. Chibret en signale cependant un cas chez un jeune homme.

Cette complication des opérations de cataracte, nous l'avons déjà dit, est heureusement fort rare.

Sur 1500 opérations pratiquées jusqu'à ce jour, M. le professeur Truc ne l'a observée que trois fois.

De Wecker n'en accuse que huit cas sur plus de trois mille opérations.

De Graefe, au cours de sa carrière ophtalmologique, ne l'a observée que deux fois ; Rohmer trois fois sur trois mille cataractes, et Dianoux deux fois sur plusieurs milliers d'opérations. Valude vient, tout dernièrement, de relater l'observation du premier accident de ce genre qu'il ait vu se produire après une série considérable d'extractions.

L'hémorragie se produit à des moments différents, variant avec les cas.

Dans quelques observations (Fieuzal, Rohmer), nous la voyons signalée avant que le chirurgien ait terminé son opération : aussitôt l'incision faite, le cristallin sort brusquement, bientôt suivi du vitré et d'un flot de sang.

Parfois, elle suit de très près l'application du pansement (M. le professeur Truc).

Le plus souvent, le malade a pu être, avant qu'elle se produise, reconduit à son lit (la plupart des chirurgiens, en effet, pratiquent dans la salle d'opérations l'extraction de la cataracte) ; à peine l'opéré est-il couché que le pansement cruenté annonce la complication (Badal, Fages, Cabannes). L'hémorragie peut se produire pendant le trajet (Warlomont). D'autres fois, plusieurs heures séparent l'opération de l'hémorragie (Rivaud-Landrau, Prouff, Fromaget, Cabannes, Mooren, Truc).

Enfin, des chirurgiens ont vu l'hémorragie attendre pour se produire, soit 24 heures (Fage, Rohmer), soit 48 heures (Terson), soit le quatrième jour (Rivaud-Landrau, Withe-Cooper), soit le sixième (Reuling, Truc), soit, enfin, le onzième (Withe-Cooper).

Le symptôme qui domine la scène est la douleur. Le malade a fait un effort quelconque, toux, vomissements, éternuements, a contracté les paupières outre mesure, s'est donné un coup ou en a reçu : tout à coup, il accuse, dans l'œil opéré, une douleur vive, lancinante, intermittente ou continue, caractérisée par une sensation de déchirure. Le malade contracte davantage ses paupières, et le surcroît de douleur qui en résulte détermine un blépharospasme qui traumatise l'œil opéré. Le malade perçoit une sensation de chaleur humide sous son pansement et même le long de sa joue, et le chirurgien appelé en pareille circonstance se trouve en présence d'un pansement souillé de sang.

Le pansement enlevé, il constate, soit une hémorragie non expulsive, soit une hémorragie expulsive du vitré.

Dans le premier cas, la chambre antérieure est pleine de sang, la plaie cornéenne est entre-bâillée, maintenue béante par un caillot sanguin. Il peut exister de l'œdème de la conjonctive, les paupières sont plus ou moins boursouflées.

Dans le second cas, il y a encore de l'hyphœma de la chambre antérieure ; mais les paupières laissent apparaître une masse glaireuse toute cruentée, dans laquelle le chirurgien reconnaît aisément le vitré.

Entre les lèvres de la plaie opératoire, il aperçoit souvent les membranes profondes de l'œil désorganisées, fripées, plongeant dans le sang et le corps vitré. Le globe oculaire est rempli de caillots sanguins.

Cet ensemble de symptômes permet d'établir assez facilement le diagnostic. Et, cependant, de ce que l'on se trouve en présence d'un pansement assez fortement cruenté, d'un hyphœma même considérable de la chambre antérieure, on ne doit pas forcément déduire l'existence d'une hémorragie profuse postopératoire. Dianoux (1) cite le cas d'un de ses malades qui présenta, quelques heures après une extraction de cataracte, tous les symptômes d'une hémorragie profuse. Cependant, le malade n'accusait aucune douleur, et quand Dianoux eut défait le pansement l'opéré aperçut l'ombre de la main ; mais la grosseur du caillot, l'hyphœma considérable de la chambre antérieure pouvaient faire penser à une hémorragie rétrochoroïdienne. Dianoux diagnostiqua une hémorragie due à la section de l'iris ; ce diagnostic fut confirmé par la suite ; le malade conserva une vision de 1/5 avec des verres de + 11 dioptries. Il faut donc savoir que la plaie irienne peut être capable de causer un écoulement sanguin suffisant pour faire supposer une hémorragie du fond de l'œil.

Le diagnostic doit porter sur deux points : 1° Y a-t-il ou non hémorragie profuse post-opératoire ? 2° Cette hémorragie est-elle ou non expulsive ?

La douleur est le symptôme qui permet d'affirmer l'hémorragie profonde de l'œil consécutive à une extraction de cataracte.

Le malade de Dianoux n'accusait pas de douleur, ce chirur-

---

(1) Dianoux. — *La Clinique Ophtalmologique*, 25 mars 1898, p. 68.

gien était en droit de poser son diagnostic ; au contraire, les trois malades de M. le professeur Truc, comme ceux des auteurs que nous citons dans ce travail, accusaient tous une douleur intense.

Un autre élément de diagnostic est tiré de la valeur de la perception lumineuse.

Dans les cas d'hémorragies dues aux sections conjonctivales ou iriennes, la vision est conservée et n'est que diminuée par suite de la présence du sang dans la chambre antérieure. Les hémorragies profuses non expulsives suppriment, tout d'abord, plus ou moins la vision ; mais celle-ci redevient bientôt quantitative, et reprend bientôt, dans la suite, une réelle valeur, comme chez le malade de l'observation XXVII. Avec les hémorragies expulsives, la vision disparaît d'une façon complète et définitive.

On peut affirmer qu'une hémorragie provenant du fond de l'œil est expulsive quand on constate la présence du vitré.

Toutes les observations cliniques rendent ce fait indiscutable. La douleur a parfois une grande valeur au point de vue du diagnostic ; celle qui accompagne les hémorragies profuses non expulsives n'a pas cette intensité, ne cause pas cette sensation de déchirure qui caractérisent les hémorragies expulsives.

Reportons-nous à l'observation XXVII de M. le professeur Truc : le malade n'accuse, à aucun moment, de douleur intense.

En résumé, la présence du vitré, l'intensité de la douleur et l'abolition complète de la vision permettent de poser le diagnostic d'hémorragie profuse post-opératoire expulsive.

Le pronostic des hémorragies non expulsives n'est pas aussi sombre, aussi fâcheux que celui des hémorragies expulsives. L'observation XXVII accuse une vision de 0,3 après correction par les verres Il doit, cependant, être très réservé ; bien que le vitré ne soit pas expulsé, des exsudats dus à l'hémorragie peuvent, dans une large mesure, compromettre le résultat visuel.

Les hémorragies expulsives reconnaissent deux modes de terminaison : l'atrophie ou la panophtalmie. L'atrophie est la plus habituelle, elle progresse de jour en jour, et aboutit à la constitution d'un moignon de volume très réduit, en général, sans réaction douloureuse. Quant à la suppuration, il semble qu'elle ne se produit que dans les cas où l'opération a été pratiquée dans des conditions d'asepsie ou d'antisepsie défectueuses, ou quand il existe chez le malade, à la suite d'affections générales, des causes d'infection.

CHAPITRE VI

TRAITEMENT

Il est presque impossible de prévoir si une extraction de cataracte sera ou ne sera pas suivie d'hémorragie ; il est, par suite, fort difficile d'enrayer, ou tout au moins d'atténuer, par un traitement rationnel, basé sur la pathogénie, un accident fort rare dont les signes précurseurs sont très peu nets.

Cependant, en s'en rapportant à la Clinique, et en consultant les observations publiées jusqu'à ce jour, on arrive à grouper les malades qui semblent présenter un terrain favorable aux hémorragies, et à établir ainsi une prophylaxie qui, sans mettre le patient complètement hors de danger, donne au chirurgien la satisfaction d'avoir utilisé tous les moyens que lui offre la thérapeutique.

Les malades plus séniles que leur âge, à résistance physiologique défavorable, les pléthoriques, les syphilitiques, les artério-scléreux, les catarrheux, les cardiaques, peuvent être considérés comme prédisposés aux hémorragies consécutives à l'extraction de la cataracte.

Si l'auscultation du cœur accuse une hypertrophie marquée de cet organe, si l'examen des artères décèle une tension sanguine excessive, si la palpation des artères annonce une artériosclérose bien nette, et si l'analyse des urines permet de soupçonner des lésions rénales, on devra tâcher de diminuer la tension sanguine, d'affaiblir le travail exagéré du cœur, on soumettra le malade à la diète pendant quelques jours avant

l'opération, on prescrira les décongestionnants ordinaires
(purgatifs, laxatifs, pédiluves, sangsues). On doit se méfier des
nerveux; aussi les préparations bromurées, le bromidia, dont
le chloral exerce une action dépressive sur la pression sanguine,
calmeront le système nerveux du malade, et lui éviteront, au
moment de l'opération, les émotions propres à augmenter
l'activité cardiaque.

Si, du côté de l'œil, on trouve une tension exagérée, on
instillera de la pilocarpine ou de l'ésérine.

Ces précautions préliminaires prises, le malade sera opéré
sur le lit qu'il doit occuper dans la suite, et non sur le lit d'opérations. On évitera ainsi les efforts développés par le patient,
alors même qu'il est soutenu, quand il descend du lit
d'opérations, pendant le trajet, ou au moment de se remettre
au lit. On évitera les traumatismes que peuvent causer incons-
ciemment les personnes chargées de guider les pas du malade.
On n'imitera jamais l'exemple de Bribosia ou d'autres chirurgiens, qui ont, dans la même séance, opéré les deux yeux d'un
patient, et se sont par là trouvés dans l'impossibilité de faire
bénéficier le second œil des indications que l'on pouvait retirer
de l'accident survenu au premier. Si, malgré les précautions
prises, l'œil cataracté conserve une tension excessive, l'opération se fera en deux temps ; tout d'abord l'iridectomie sera
pratiquée seule, et, quelques jours après, l'extraction du cristallin.

L'hémorragie expulsive ou non expulsive une fois reconnue,
le chirurgien devra tenter d'arrêter l'écoulement sanguin par les
moyens habituels. La glace, préconisée par Withe-Cooper, peut
rendre quelques services ; les injections d'ergotine peuvent
aussi rendre des services ; mais la compression reste le procédé
le plus efficace, celui que l'on doit, avant tout, mettre en œuvre.
Panas la pratique localement avec des éponges aseptiques,
Abadie, à distance, en comprimant la carotide. M. le profes-

seur Truc emploie le coton hygroscopique simple, imbibé d'une solution antiseptique ; le coton mouillé est très facile à manier : disposé en couches minces et superposées, il comble le creux pré-orbitaire, il exerce une compression douce et uniforme dans tous les points. L'eau boriquée, dont il est imbibé, maintient l'œil dans un milieu suffisamment antiseptique.

Dans un cas d'hémorragie profuse post-opératoire, Trousseau pratiqua la suture scléro-cornéenne avec du catgut 000 qui arrêta immédiatement l'éruption sanguine. Les douleurs caractéristiques persistèrent durant quatre ou cinq heures. Quinze jours après, la malade reprenait ses occupations. L'œil opéré était privé de la vision, mais n'était ni rouge, ni douloureux ; aussi, cette pratique doit-elle être considérée comme préférable à l'énucléation.

La douleur caractéristique des hémorragies expulsives est, avons-nous dit, vive et très tenace, et dans bien des cas, le rôle du chirurgien se borne à essayer de l'atténuer. On emploie, à cet effet, les calmants ordinaires, et principalement la morphine. La morphine est administrée sous forme de sirop ou en injections sous-cutanées au niveau de la tempe, suivant la pratique indiquée par Dufour, de Lausanne (1) en 1894. Le caillot qui entre-bâille les lèvres de la plaie peut, dans certains cas, empêcher la filtration à l'extérieur des liquides intraoculaires, et devenir une cause indirecte d'entretien sinon d'augmentation de la douleur. On a soutenu, et avec raison, que l'excision du caillot en masse donnerait, de nouveau, naissance à l'hémorragie ; une intervention de ce genre aurait également pour résultat de produire une ouverture assez grande pour livrer passage aux milieux intra-oculaires, et amener ainsi la vacuité complète de l'œil.

---

(1) Dufour, de Lausanne. — *Arch. d'Ophtalmologie*, 1894.

Mais une ponction transversale du caillot, pratiquée prudemment avec un couteau de de Graefe très fin, peut ménager une soupape, par laquelle se fait un suintement des liquides intra-oculaires. Une détente favorable se produit, et la douleur est bientôt calmée. Ce procédé, qui semble se rapprocher de la sclérotomie postérieure dans le glaucome, a été une fois employé par M. le professeur Truc, et a donné un excellent résultat. Ajoutons à ces soins le repos absolu.

Doit-on énucléer l'œil atteint d'hémorragie ? Bowman, le premier, en pareil cas, énucléa, séance tenante l'œil d'un de ses malades. Après lui, Warlomont énucléa également sur-le-champ, l'œil de son malade, parce que cet organe était, dit-il, « définitivement perdu, et peut-être exposé à la suppuration ». Avec Badal et Cabannes, nous arrivons à des idées plus conservatrices ; ces chirurgiens attendent, pour intervenir, que l'œil perdu fasse de la panophtalmie, et respectent les yeux qui font de l'atrophie. Notre Maître, M. le professeur Truc, est encore plus conservateur ; non seulement il respecte les cas d'atrophie, mais en présence d'une suppuration, il ne pratique pas l'énucléation, mais bien l'évidement (1). On peut, en effet, dans ces conditions, comme dans tous les cas de panophtalmie, comparer l'œil à un abcès dont la coque est représentée ici par la sclérotique. Or, la coque oculaire est intacte, les milieux seuls sont atteints. Une large ouverture, faite en détachant le segment antérieur en arrière du corps ciliaire, permet de vider la cavité à la curette tout en conservant les parois

---

(1) Truc. — L'évidement de l'œil dans la panophtalmie. *Annales d'Oculistique*, t. CVIII, 1892, p. 260.

Truc. — L'évidement de l'œil dans la panophtalmie. *Semaine médicale* du 24 octobre 1894, p. 469.

Truc et Valude. — *Nouveaux éléments d'ophtalmologie*, t. II, 1886, p. 591.

oculaires. Ces parois, après guérison forment un moignon qui se rapproche assez de celui d'un œil atrophié.

La prothèse sera ainsi rendue plus satisfaisante ; ce procédé mis en œuvre pour la malade de l'observation XXV, a donné un excellent résultat.

Dans tous les cas, l'énucléation immédiate comme l'ont pratiquée Bowman, Bribosia, Warlomont, est complètement contre-indiquée. Il est, en effet, très difficile, au moment où se produit l'hémorragie, de prévoir si elle est expulsive ou si elle a des tendances à le devenir. L'énucléation faite séance tenante risque de faire perdre au patient un œil qui aurait pu lui rendre de réels services. Nous citerons à l'appui de ce que nous avançons l'observation de M. le professeur Truc (observation XXVII) : l'œil opéré du malade semblait, d'après le volume du caillot, annoncer une hémorragie expulsive. Et cependant, quelques jours après l'accident, cet œil présentait une acuité de 0,3, acuité qui a dû se rapprocher, depuis, de la normale, ainsi que cela se produit habituellement après l'opération de la cataracte.

Le Dr Baudon, de Nice, conseillait déjà, en 1884, l'expectation, en publiant l'observation d'un malade qui, après une hémorragie consécutive à l'extraction de la cataracte « finit par lire l'heure à sa montre avec un verre de 15 dioptries ».

Si malgré l'accident survenu à un œil, le chirurgien garde la confiance de son malade et est appelé à extraire la cataracte du second œil, quel procédé opératoire devra-t-il employer pour éviter à ce second œil le désastre qui a causé la perte du premier ?

Warlomont, après le cas malheureux relaté à l'observation X conclut « de considérer le second œil, quand le premier s'est perdu par l'hémorragie, comme n'étant justiciable que des opérations à l'aiguille ». Rohmer ne suit pas ce conseil et pratique sur le second œil d'un de ses malades (Observ. XXIII) l'extraction de la cataracte. Mais pour augmenter les chances de succès, il fait tout d'abord une sclérotomie anti-glaucomateuse ; puis, quelques jours après, il pratique l'extraction avec iridectomie. Le résultat opératoire est excellent.

Valude, appelé à opérer l'œil droit de sa malade (obs. XXIV), après opération de l'œil gauche, s'adresse au procédé indiqué par Warlomont. Ce procédé avait été laissé de côté à la suite d'un certain nombre d'accidents, imputables, d'après Valude, beaucoup plus au manque d'antisepsie qu'à la méthode elle-même. Nous laissons la parole à M. Valude sur ce sujet :

« Je résolus donc de pratiquer la réclinaison de la cataracte par la voie scléroticale, qui était l'opération la plus en faveur avant que l'extraction ne fût adoptée. Seulement, comme il s'agissait ici d'une cataracte revêtue de masses molles abondantes, je ne voulus pas pratiquer le déplacement avec la seule aiguille dans la crainte de déchirer la capsule, accident toujours redouté des anciens opérateurs. N'ayant pas, comme eux, la crainte d'introduire plusieurs instruments dans le globe, je me décidai à adopter comme procédé opératoire celui de Gensoul, de Lyon, modifié par Desmarres et dérivé lui-même de la pratique des anciens médecins arabes et égyptiens. Ce procédé consiste à ouvrir la sclérotique à quelques millimètres en arrière du limbe avec un fin couteau, et à introduire par là et derrière l'iris une curette destinée à récliner le cristallin. Cette curette n'étant ni tranchante ni pointue, ne peut pas diviser la capsule ni se planter dans celle-ci, comme il arrivait si souvent avec l'aiguille simple.

L'opération fut très facile et très peu douloureuse. Le cristallin fut récliné en masse dans le vitreum, maintenu, selon le précepte, quelques secondes en place ; puis, abandonné, il ne remonta pas. La pupille apparut bien noire.

Les suites furent aussi simples que possible. Pas l'ombre de douleur ni de rougeur de l'œil ; pas de ces vomissements relatés par les anciens auteurs. On aurait pu laisser l'œil découvert après 48 heures.

Au bout de huit jours, la malade sort sans bandeau ; $V = 1/3$ avec sph $+ 12^d$; avec $+ 15^d$, elle lit le journal ; pupille noire, mobile, légère iridauxésis.

Décembre. — Un mois et demi après l'opération, les nouvelles sont toujours excellentes. L'opérée voit très bien de son œil et n'en a jamais souffert. Son œil atteint d'hémorragie, par contre, est douloureux.

Enfin, l'observation XXVI nous apprend que M. le professeur Truc a été, lui aussi, appelé à choisir un mode d'opération à appliquer à l'œil d'un malade atteint d'hémorragie consécutive à l'extraction de la cataracte. Notre Maître pratiqua l'extraction avec iridectomie.

L'opération se fit sans incident et donna un résultat excellent. La pathogénie des hémorragies profuses post-opératoires nous a, en effet, permis de conclure que la rareté des accidents de ce genre résulte de ce que les causes susceptibles de les provoquer sont rarement toutes réunies chez le même patient. On peut admettre aussi que, si une hémorragie s'est produite dans un œil après l'extraction d'une cataracte, il peut bien se faire que les causes incriminées ne se trouvent pas réunies pour amener une hémorragie quand on opère le second œil. C'est en se basant sur ce principe que notre Maître a opéré le second œil de son malade par extraction combinée.

De Wecker recommande de faire l'opération en deux temps, quand le premier œil a été perdu par hémorragie post-opératoire : iridectomie d'abord, extraction cristallinienne quelques jours après. Mais des accidents se sont produits dans ces conditions (Mooren, Fieuzal, Bribosia). M. le professeur Truc préconise, dans une intervention ultérieure, l'extraction simple ou avec iridectomie non préparatoire, et cette façon d'agir est pleinement confirmée par l'heureux résultat qu'il a observé chez le malade de l'observation.

Si, à la suite d'une opération malheureuse, le malade privé d'un œil voulait demander à un autre chirurgien un résultat meilleur pour son second œil, le premier opérateur agira sagement en lui tenant ce langage de Van Duyse, que nous empruntons au travail de Rohmer : « Votre œil s'est perdu par un accident que rien ne permettait de présager. Si vous nous continuez votre confiance (nous n'en avons pas démérité), les chances de succès pour la seconde opération seront plus grandes, elle se doubleront de toute l'expérience acquise lors de notre première intervention. Si, au contraire, vous vous décidez, ultérieurement, à courir les chances d'une opération sur l'autre œil également atteint de cataracte, quel que soit le chirurgien en qui vous placerez votre espoir, n'omettez pas de placer sous ses yeux le bulletin que voici : il relate les détails de l'accident qui a entraîné la perte de votre œil ».

CHAPITRE VII

CONCLUSIONS

1° Les hémorragies intra-oculaires profuses consécutives à l'extraction de la cataracte constituent un accident rare ;

2° Elles sont ou choroïdiennes ou rétiniennes. Choroïdiennes, elles entraînent une désorganisation complète de l'organe visuel ; rétiniennes, elles peuvent laisser intacts les éléments anatomiques de l'œil ;

3° L'altération des parois vasculaires, l'exagération de la tension sanguine, les adhérences des parois des vaisseaux ciliaires à travers la sclérotique, et surtout une contusion ou de violents efforts expliquent leur production ;

4° La présence ou l'absence du vitré entre les lèvres de la plaie cornéenne permettent d'établir le diagnostic d'hémorragie profuse simple ou expulsive ;

5° La vision est irrémédiablement perdue dans les hémorragies expulsives ou choroïdiennes ; elle peut être plus ou moins conservée dans les hémorragies simples ou rétiniennes ;

6° Dans la plupart des cas, la compression, l'expectation, la conservation prothétique du globe, forment la base du traitement. Le second œil, s'il doit être opéré, est parfaitement justiciable de l'opération par extraction.

INDEX BIBLIOGRAPHIQUE

ABADIE. — Bulletin et Mém. de la Société française d'Ophtalmologie, 1886.

ARMAIGNAC. — Obs. d'hémorragie opératoire à répétition chez une opérée de cataracte par extraction. — Revue Clinique, n° 7, p. 163, 1884.

BADAL ET FAGE. — Contribution à l'étude des hémorragies intra-oculaires consécutives à l'extraction de la cataracte. Examen histologique. — Archives d'Ophtalmologie, p. 351, 1889.

BAUDON. — Des hémorragies intra-oculaires après l'extraction de la cataracte. — Recueil d'Ophtalmologie, p. 454, 1884.

CABANNES. — Thèse de Bordeaux, 1894-95.

CUIGNET. — Hémorragies antérieures de l'œil opératoires et post-opératoires. — Recueil d'Ophtalmologie, p. 523, 1884.

DA GAMA PINTO. — Des hémorragies consécutives à l'extraction de la cataracte. — Annales d'Oculistique, p. 174, 1884.

DIANOUX. — Bulletin et Mém. de la Société française d'Ophtalmologie, 1884.

— Sur une forme rare d'hémorragie après extraction de la cataracte. — La Clinique Ophtalmologique, mars 1898.

FAGE. — Hémorragie intra-oculaire grave après une extraction de cataracte. — Annales d'Oculistique, 1893.

FIEUZAL. — Hémorragies consécutives à l'extraction de la cataracte. — Bulletin et Mémoires de la Société française d'Ophtalmologie, p. 141, 1884.

GASPARRINI. — Hémorragie à la suite d'extraction de la cataracte et guérison des deux yeux. — Archiv. d'Ophtalm., p. 267, 1895.

GIRARD. — Hémorragies post-opératoires. — Revue générale d'Ophtalmologie, p. 323, 1885.

GOTTI. — Revista Clinica de Bologne, 1884.

HULKE. — Trans. of the pathological Society of London, p. 364, vol. IX, 1857.

LAWRENCE. — Traité pratique des maladies des yeux, 1830.

MACKENSIE. — Traité pratique des maladies des yeux. — Traduction Warlomont et Testelin, t. III, p. 451.

MAGNI. — Revista Clinica de Bologne, p. 159, 1884.

MEYER. — Revue générale d'Ophtalmologie, p. 12, 1883.

MOOREN. — Funf Lustren Ophtalmologischen Wicksamkeit, p. 205 et suivantes, 1882.

NICATI. — Expulsions spasmodiques du vitré dans les opérations de la cataracte. Contribution à la physiologie du muscle tenseur oculaire. — Arch. d'Opht., 1897, t. XVII, p. 767, 1897.

PROUFF. — Revue clinique d'Oculistique, p. 157, 1884.

RATZAUROW. — Wratch, p. 617, 1883.

REULING. — Arch. für Augenh, I, f. 2, p. 186.

RIVAUD-LANDRAU. — De l'hémorragie intra-oculaire consécutive à l'opération de la cataracte par extraction. — Annales d'Oculistique, 1858.

ROUMER ET FAURE. — Des hémorragies consécutives à l'extraction de la cataracte (hémorragies expulsives de A. Terson). — Revue médicale de l'Est, t. XXVII, n° 4, p. 1, 1895.

ROUMER ET JACQUES. — Contribution anatomique à l'étude de la pathogénie de l'hémorragie expulsive après l'extraction de la cataracte. — Arch. d'Ophtalmologie, p. 415, 1895.

SALOMÉ. — Des hémorragies consécutives aux opérations portant sur le globe de l'œil. — Thèse de Paris, 1884.

SEDAN. — De l'hémorragie consécutive à l'extraction de la cataracte. — Revue clinique d'Oculistique et Annales d'Oculistique, t. XC, p. 143, septembre 1883.

TERSON. — Sur la pathogénie et la prophylaxie de l'hémorragie expulsive après l'extraction de la cataracte. — Arch. d'Ophtalmologie, p. 110, 1894.

TROUSSEAU. — Traitement de l'hémorragie après extraction de la cataracte par suture scléro-cornéenne. — Arch. d'Ophtalmologie, 1897.

VALUDE. — Hémorragie expulsive après l'extraction de la cataracte, réclinaison du cristallin sur l'autre œil. — Annales d'Oculistique, t. CXXI, p. 33, janvier 1899.

WARLOMONT. — De l'hémorragie consécutive à l'extraction de la cataracte. — Annales d'Oculistique, 1883.

WITDE-COOPER. — Leçons cliniques sur l'hémorragie provenant de l'intérieur de l'œil. Traduction Testelin, p. 170. — Annales d'Oculistique, 1857.

VU ET PERMIS D'IMPRIMER

Montpellier, le 24 février 1899.

Le Recteur :

ANT. BENOIST.

VU

Montpellier, le 25 février 1899.

Le Doyen :

L. VIALLETON

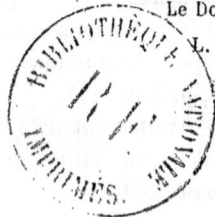

TABLE DES MATIÈRES

SERMENT

En présence des Maîtres de cette École, de mes chers condis-
ciples et devant l'effigie d'Hippocrate, je promets et je jure, au
nom de l'Être suprême, d'être fidèle aux lois de l'honneur et de
la probité dans l'exercice de la Médecine. Je donnerai mes soins
gratuits à l'indigent, et n'exigerai jamais un salaire au-dessus
de mon travail. Admis dans l'intérieur des maisons, mes yeux
ne verront pas ce qui s'y passe ; ma langue taira les secrets qui
me seront confiés, et mon état ne servira pas à corrompre les
mœurs ni à favoriser le crime. Respectueux et reconnaissant
envers mes Maîtres, je rendrai à leurs enfants l'instruction que
j'ai reçue de leurs pères.

Que les hommes m'accordent leur estime si je suis fidèle à mes
promesses ! Que je sois couvert d'opprobre et méprisé de mes
confrères si j'y manque !

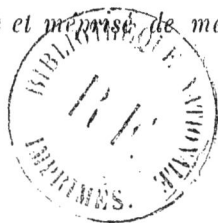

149

www.ingramcontent.com/pod-product-compliance
Lightning Source LLC
Chambersburg PA
CBHW070829210326
41520CB00011B/2174